预防 出生缺陷

**YUFANG
CHUSHENG QUEXIAN**

高 红 彭艳红 廖 力 著

 四川科学技术出版社

图书在版编目（CIP）数据

预防出生缺陷 / 高红, 彭艳红, 廖力著. -- 成都：
四川科学技术出版社, 2022.12
ISBN 978-7-5727-0749-0

Ⅰ.①预… Ⅱ.①高… ②彭… ③廖… Ⅲ.①先天性
畸形 – 新生儿疾病 – 预防(卫生) Ⅳ.①R726.2

中国版本图书馆CIP数据核字(2022)第187976号

预防出生缺陷

出　品　人　程佳月
著　　　者　高　红　彭艳红　廖　力
责 任 编 辑　李迎军
封 面 设 计　高　红　彭艳红　廖　力
责 任 出 版　欧晓春
出 版 发 行　四川科学技术出版社
　　　　　　地址　成都市锦江区三色路238号　　邮政编码　610023
　　　　　　官方微博　http://weibo.com/sckjcbs
　　　　　　官方微信公众号　sckjcbs
　　　　　　传真　028-87734037
成 品 尺 寸　210mm×225mm
印　　　张　5
字　　　数　110千
印　　　刷　成都市新都华兴印务有限公司
版次 / 印次　2023 年 1 月第 1 版　　2023 年 1 月第 1 次印刷
定　　　价　20.00 元

ISBN　978-7-5727-0749-0

邮　　购：成都市锦江区三色路238号新华之星A座25层　邮政编码：610023
电　　话：028-86361758

课题资助：

（1）2021 年湖南省自然科学基金青年项目：某特异菌群输卵管炎症与行为生活方式的交互作用在不孕发生中的作用及机制，2021JJ40472。

（2）2021 年度湖南省临床医疗技术创新引导项目："互联网＋"医院－社区－家庭产后母婴智慧护理服务模式的构建与应用，2021SK51705。

（3）湖南省科技创新计划资助——湖南省出生缺陷协同防治科技重大专项，2019SK1010；子项目：湖南省出生缺陷防控质量保障体系研究，2019SK1011。

单位资助：

本书获南华大学附属第二医院出版资助。

图片设计： 高 红　董红建　廖 力　曾清茹

图片制作： 高 红　彭艳红　廖 力　曾清茹

审 稿 人： 董红建　万艳平　方俊群

资料收集和整理（排名不分先后）

高 红　彭艳红　廖 力　王 华　方俊群　万艳平

邓祺丹　吴 培　高靖雯　吴颖岚　席 惠　高 洁

穆仪冰　荣晓萍　梁昌标　杨文珍　熊书晗　刘璇子

（作者单位：南华大学附属第二医院　南华大学护理学院　湖南省妇幼保健院）

序 言

　　我国是出生缺陷高发的国家之一，每年新增出生缺陷新生儿约 90 万例，这是影响人口素质的重要因素。因此，倡导优生优育的婚育观念，普及产前筛查，减少缺陷患儿的出生，是实现《中国儿童发展纲要（2021—2030 年）》的关键。

　　本书旨在让大众如何有效地做好出生缺陷的一级预防，主要从婚前、备孕等方面进行阐述。主要内容包括结婚前需要做什么，认识出生缺陷，健康备孕。我们采用卡通漫画、通俗易懂的文字描述、舒适的色彩搭配等多种方式，在第一部分对结婚前需要做什么进行了明确，不仅能让大家正确地认识婚前医学检查，还可以普及婚前医学检查知识，同时纠正目前大众对婚前医学检查的误解。第二部分重点阐述了认识出生缺陷，从为什么会发生出生缺陷，如何预防出生缺陷？以及一些具体的出生缺陷疾病的阐述等方面让广大读者认识它、了解它，并知晓它所带来的危害。第三部分是健康备孕，我们对备孕夫妇常见的问题进行了系统地解答。本书有效地补充了预防出生缺陷的零起步，为全国出生缺陷的防治工作贡献一份力量。

高红　彭艳红　廖力

2022 年 10 月

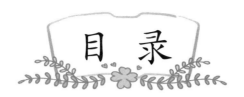

目 录

第一章 结婚前，需要做什么？

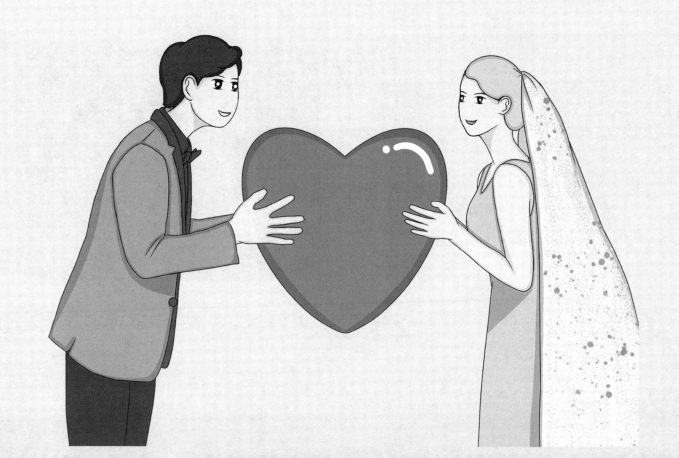

相恋多年的张军和王英即将步入婚姻的殿堂，这天，表姐来张军家里做客。期间，表姐告诉张军一定要在领证前去做一个婚前医学检查（简称婚检），可是张军觉得自己和小英每年都做体检，认为没有必要再做婚检。那么，到底有没有必要做婚检呢？

表姐：弟弟，听说你和小英快结婚了，恭喜恭喜啊！

张军：谢谢姐姐，我们打算挑个好日子就把证给领了。

表姐：别怪表姐多话啊，弟弟，领证前你们两个一定要去做个婚检啊。

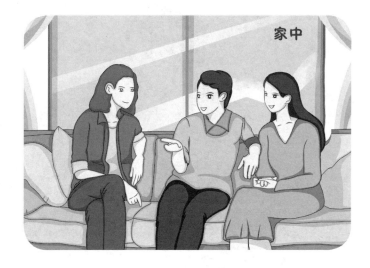

家中

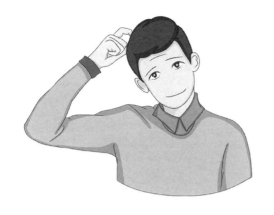

张军：我们的身体没有任何问题。并且我们每年都做体检，对方有没有病我们都清楚，这还需要做婚检吗？

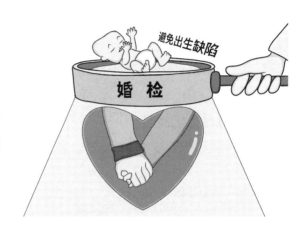

避免出生缺陷

婚检

表姐：这你就不懂了，婚检项目和常规体检项目是不一样的，而且有一些与遗传相关的疾病也不是一般的体检就能查得出来。

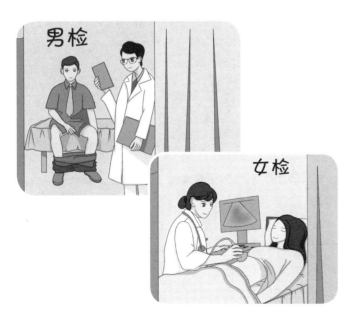

男检

女检

张军：可是我身边很多已婚的朋友们婚前也没做过婚检啊，是不是因为这个婚检的费用太高了啊？

表姐：欸，弟弟，恰恰相反，婚检是完全免费的！这是政府提供的公共服务项目。

张军：免费的婚检都没有人去做，那大家肯定是认为没有必要吧。

表姐：弟弟，这是因为人们对婚检重要性认识不足，婚检可是万万不能忽视的。你要是不信我的，就听一下医生怎么说。

【李医生科普时间】

李医生：婚检可是很重要的。婚检检查的主要疾病包括遗传性疾病、指定传染病、精神疾病和其他与婚育有关的疾病。通过婚检，能及早发现男女双方的健康问题，特别是不宜或暂时不宜结婚和生育的疾病，还能从医生那里得到优生优育的指导，能有效预防遗传性疾病患儿和缺陷患儿的出生。

王英：原来这么重要啊！亲爱的，为了我们自己，也为了未来的宝宝，可不能再马虎了。

张军：好好好，听您的。我们一定要去做婚检。

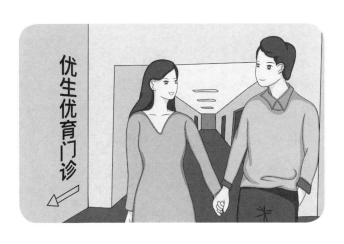

王英：亲爱的，来医院好紧张啊，一会儿就要去做婚检了。

张军：别紧张，有我在这呢。

王英：可是要做些什么检查我们都不知道呢，心里没底呀。

张军：哎呀，您瞧我，都忘记提前咨询一下了，我现在就去问一下医生。

张军：李医生，您好！我们是来做婚检的，但是不知道具体有哪些项目，您能跟我们讲一下吗？

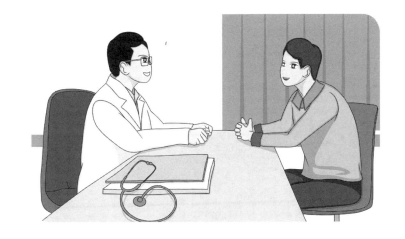

【李医生科普时间】

免费婚检服务项目主要包括：

（1）病史询问（了解婚育史、疾病史、家族史等）。

（2）体格检查：包括常规检查（身高、体重、血压、心率、甲状腺触诊、心肺听诊、肝脏及脾脏触诊、四肢及脊柱检查等）、女性生殖系统检查、男性生殖系统检查。

（3）实验室检查：包括阴道分泌物（滴虫、假丝酵母菌）、血液常规检查、尿液常规检查、乙肝两对半检查。

（4）病毒筛查：包括梅毒螺旋体、风疹病毒、巨细胞病毒、疱疹病毒等筛查。

（5）影像学检查：胸部透视。

（6）婚前卫生指导、婚前咨询指导。

备注：其他特殊检查，如弓形体、淋病、艾滋病、支原体和衣原体、精液常规、B型超声、乳腺、染色体检查等，应根据需要或自愿原则决定是否检查。

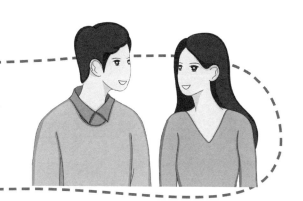

张军（对王英）：李医生讲得好仔细呀，这下您不会再紧张了吧！

王英：这下心里有底了。

王英（对李医生）：对了，我们在做婚检之前需要做什么准备工作吗？

李医生：有几点需要注意的，一是女方要避免在月经期接受婚检，以免影响妇科检查；二是带着问题去婚检，在检查时向医生咨询收获会更大；三是检查当天你们要注意都不要吃早餐。

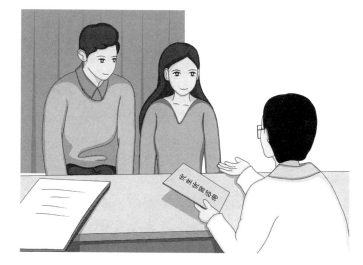

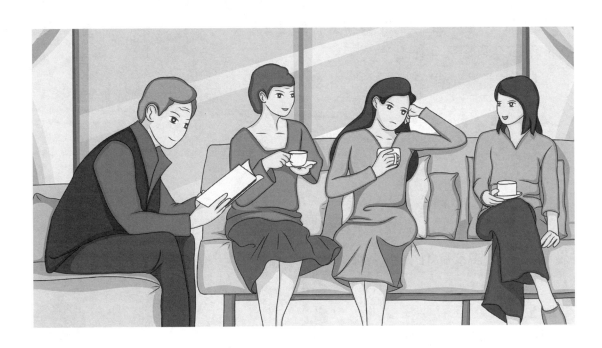

王英妈妈：孩子，你知道吗？听说近亲是不能结婚的！

王英：啊，如果我跟张军是近亲关系就不能结婚吗？

王英爸爸：嗯，是的，近亲是不能结婚的。

王英：那是为什么呢？

王英姑姑：我来说说吧。凡是有血缘关系的三代或三代以内都属于近亲。

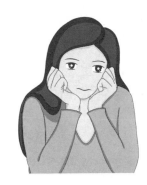

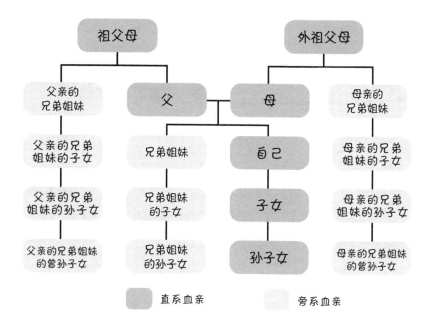

祖父母　　　　外祖父母

父亲的兄弟姐妹　　父　　母　　母亲的兄弟姐妹

父亲的兄弟姐妹的子女　　兄弟姐妹　　自己　　母亲的兄弟姐妹的子女

父亲的兄弟姐妹的孙子女　　兄弟姐妹的子女　　子女　　母亲的兄弟姐妹的孙子女

父亲的兄弟姐妹的曾孙子女　　兄弟姐妹的孙子女　　孙子女　　母亲的兄弟姐妹的曾孙子女

直系血亲　　　　旁系血亲

王英姑姑：近亲结婚的人后代遗传病的发生率比平常人要高很多。

王英：真的吗？就算是近亲，但是如果双方身体都健康，就不用担心这方面的问题吧。

王英姑姑：你们是没有患病，但如果你们是近亲结婚，两个人携带相同的基因比较多。万一你们都携带了相同的致病基因呢？

王英：那也不会这么不幸就碰到了吧！

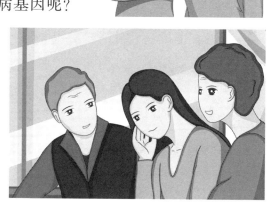

王英姑姑：近亲结婚的人，由于他们来自同一个祖先，相同的基因比较多，因此，致病基因相遇的机会也会明显增加，遗传病发病率也就会越高。如果你真的跟张军是近亲关系，你们结婚会给未来的宝宝带来很大的风险，出现遗传性疾病的概率会比较大，到时候后悔也来不及了。

张军和王英本是一对情侣，最近两人准备结婚了，但是两人却发愁了，王英是地中海贫血基因携带者。王英很担心这种疾病会遗传给下一代。于是，两人来到优生优育门诊咨询李医生。

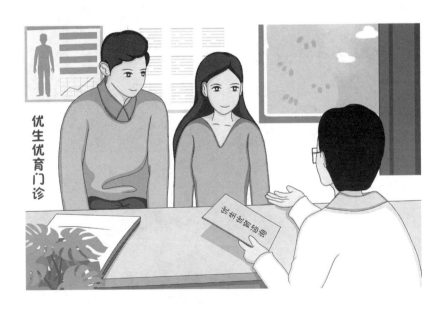

王英：李医生，您好！听别人说家里有遗传性疾病的不能结婚。我家有遗传性疾病，我还能结婚吗？

李医生：我们国家为了预防后代发生出生缺陷，规定了在几种特殊情况下两人是不能结婚的。

张军：别怕，亲爱的，不一定是我们呢。

李医生：第一种情况，你们两个患有相同的遗传性疾病，或者你们俩家族中有人患有相同的遗传性疾病；第二种情况，严重的智力低下，患有各种畸形，生活不能自理；第三种情况，男女双方都患病了，无法承担家庭义务及养育子女。但是现在有些遗传性疾病可以通过有效的方法进行预防。您先说说您家有什么遗传病？

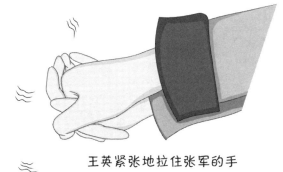

王英紧张地拉住张军的手

王英：地中海贫血。

李医生：地中海贫血是一种常染色体隐性遗传性疾病，只有父母双方都是携带者才会生出地中海贫血的宝宝。现在您是地中海贫血基因携带者，那您男朋友呢？

王英：原来如此，那要给我男朋友做个地中海贫血的检查吗？

李医生：有这个必要。因为地中海贫血可分为 α 地中海贫血和 β 地中海贫血，只有你们俩都携带同一种类型的地中海贫血基因才有可能生育患有地中海贫血的宝宝。只有一个人是携带者或者两个人携带不同类型的地中海贫血基因是不需要担心生育患有地中海贫血宝宝的风险。所以首先您得知道您具体的地中海贫血基因类型，然后再让您男朋友进行检测。

王英：好的，我好像是 α 地中海贫血基因携带者，这是我的地中海贫血基因检测报告，那我男朋友就先去做地中海贫血基因诊断。

李医生：如果夫妻双方都携带该基因，那你们俩有可能生育地

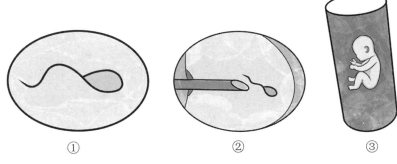

① ② ③

试管婴儿示意图

11

中海贫血的宝宝，可以选择做试管婴儿，并且在植入前进行诊断，选择正常胚胎进行移植。如选择自然受孕，孕期进行产前诊断，这是非常重要的。

【李医生科普时间】

遗传病大致分为三类，即单基因病、多基因病、染色体病。这些遗传性疾病是会影响到生育的，当然，现在这些遗传性疾病基因携带者可以使用现代的科技——试管婴儿，让大家能够获得健康的宝宝。所以有遗传病史的夫妇一定要在医生的指导下受孕。

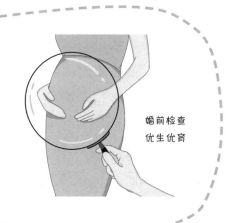

婚前检查
优生优育

王英最近很苦恼，相恋多年的男朋友在婚检时被发现患有乙肝，尽管本人医学知识浅薄，但乙肝的大名，王英还是听说过的。究竟要不要分手呢？为寻找答案，王英再一次来到了医院进行咨询。

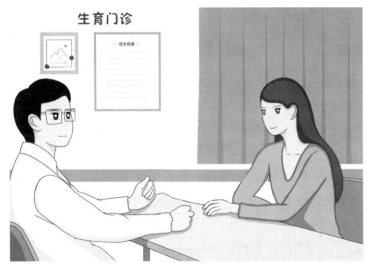

李医生：女士，看您愁眉苦脸的，是有什么烦心事吗？

王英：李医生您好！我最近啊，是有件大烦心事。所以今天特意到您这里来咨询一下。

李医生：您请说。

王英：我男朋友在婚检中被检查出乙肝表面抗原阳性，看到乙肝这两个字我就有点害怕，乙肝表面抗原阳性就是患有乙肝吗？

李医生：乙肝表面抗原阳性说明您的男朋友是感染了乙肝病毒的，他可能是慢性乙肝携带状态，也有可能是慢性乙肝患者，具体是哪种情况，还需要做肝功能和 HBV-DNA 定量检查才知道。

王英：听说乙肝有传染性，这是真的吗？那我和我的家人是不是很危险？

李医生：乙肝是具有传染性。乙肝病毒是通过血液、母婴和性接触三种途径传播的。日常的拥抱、打喷嚏、握手是不会传染的，日常生活中只要做好防护，其实是不会被传染的。

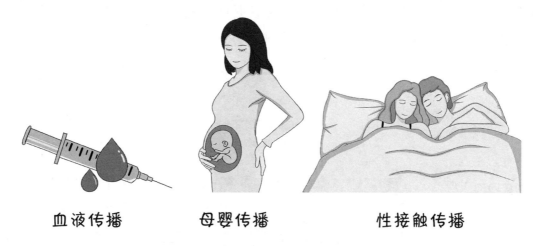

血液传播　　　　母婴传播　　　　性接触传播

乙肝病毒的传播途径

王英：我还是有点害怕……我爸妈觉得这个病对身体的危害特别大，家人们都在劝我和他分手。

李医生：像您男朋友这种刚刚检查出乙肝表面抗原阳性的患者，应及时到医院做肝脏 B 型超声、肝功能和 HBV-DNA 定量检查，看看有没有肝功能损害。如果您男朋友是慢性乙肝患者并且肝功能有损害，建议他去医院治疗。

王英：那如果我们结婚了，我也一定会感染乙肝病毒吗？

李医生：别担心，您可以接种乙肝疫苗，等您体内产生抗体后再结婚，就可以防止感染。

王英：哎呀，太谢谢您了，咨询完之后我心里的大石头终于能落地了。

李医生：不客气的，还有一点您要注意，您的男朋友需要定期检查，平时要注意生活规律，不饮酒，不过度疲劳。

【李医生科普时间】

男朋友患有乙肝是可以结婚的，也可以生育。若男方为乙肝患者，就需要女方在结婚前及时地接种乙肝疫苗，当产生乙肝表面抗体后，就可以防止在二人的夫妻生活中把乙肝传染给女方。并且，在男方肝功能正常，乙肝病毒载量小于 10 IU/ml（高灵敏方法），是可以生孩子的。但需要注意的是，宝宝出生后 24 小时内需接种乙肝免疫球蛋白和乙肝疫苗，预防宝宝被乙肝病毒感染。

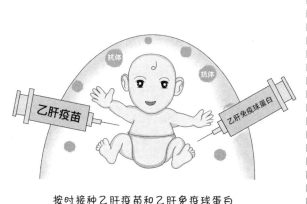

按时接种乙肝疫苗和乙肝免疫球蛋白

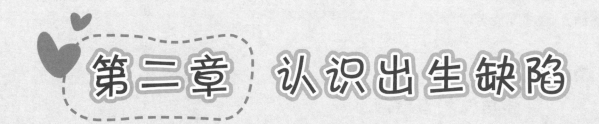

第二章 认识出生缺陷

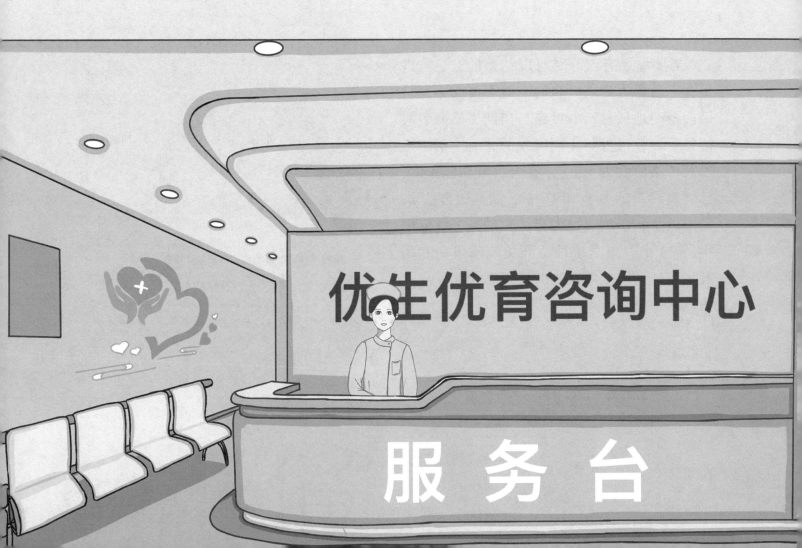

优生优育咨询中心

服务台

张军与王英结婚一年多，夫妻二人计划要个小宝宝，今天两人一起来到优生优育门诊咨询如何科学地备孕？预防出生缺陷？

优生优育咨询中心

张军／王英：您好，我们结婚一年多了，现在想要个健康的宝宝，特来咨询一下。

护士：嗯，现在都提倡优生优育，预防出生缺陷，生孩子是得做好准备。

张军／王英：我们要做些什么准备才能优生优育，防止出生缺陷呢？

护士：首先，我们得先弄清楚什么是出生缺陷，哪些因素会对宝宝产生影响？

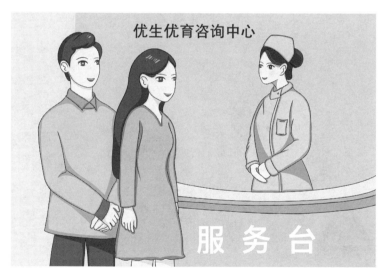

出生缺陷是指宝宝出生前就出现了身体结构异常，比如先天性心脏病，或者出现功能或代谢异常，比如先天性听力障碍、苯丙酮尿症等。目前造成出生缺陷的影响因素主要包括遗传因素和环境因素。

张军 / 王英：护士，这个尽管放心，我们夫妻双方都没有遗传病，遗传因素肯定不存在。

护士：那可不一定哦，有些遗传病属于隐性遗传病，夫妻双方都是携带者时，就有可能生育患有遗传性疾病的宝宝，而携带者往往不会有症状，自己也不会察觉，比如地中海贫血、苯丙酮尿症、白化病等疾病都属于这类遗传病。遗传病是胎儿形成过程中出现的，属于胎儿的新发变异。

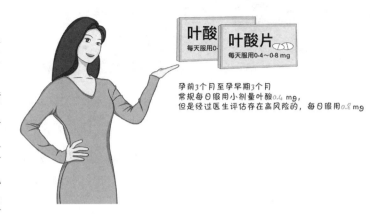

孕前3个月至孕早期3个月
常规每日服用小剂量叶酸0.4 mg，
但是经过医生评估存在高风险的，每日服用0.8 mg

张军 / 王英：啊！怎么这么复杂，那环境因素都包括哪些呢？

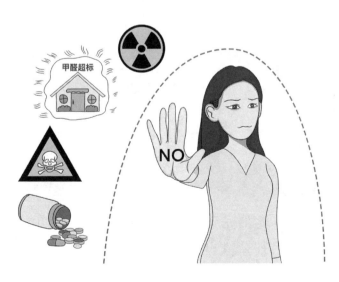

护士：不复杂的，你们听我慢慢说。环境因素包括我们的母体环境和生活环境。母体环境是指孕妈妈是否存在影响宝宝发育的基础疾病、是否充分地补充叶酸、孕期是否发生过病毒感染等；生活环境是指我们周围的环境中是否存在有毒、有害的物质，比如辐射、药物、有毒气体、毒品等，这些不良的环境因素也会导致宝宝发育障碍甚至出现畸形。

张军 / 王英：好吓人啊，那是得好好检查一下，我们明白了，谢谢护士！

护士：不客气，这是我应该做的。

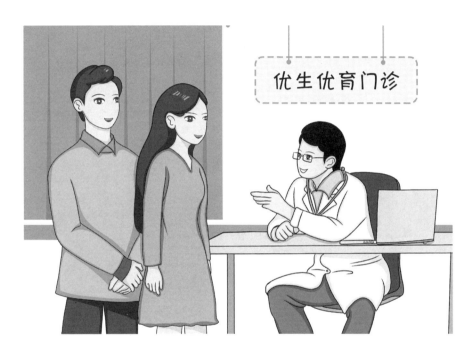

张军 / 王英：李医生，您好！我们刚刚有向前台护士了解出生缺陷，有很多因素可以导致出生缺陷，这让我们很担忧，不知道有没有办法可以预防？

李医生：当然有的，你们不要担心，保持平常心就好。为减少出生缺陷的发生，世界卫生组织（WHO）提出了出生缺陷的"三级预防"策略。

张军 / 王英：哦？三级预防策略？是哪三级呢？

李医生：一级预防是孕前及孕早期阶段的综合干预，通过健康教育、选择最佳生育年龄、遗传咨询、孕前保健、孕前合理营养、叶酸增补、避免接触放射性和有毒有害物质、预防感染、谨慎用药、戒烟、戒酒等，减少出生缺陷的发生。

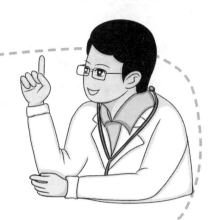

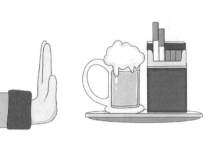

王英：老公，回去快点把烟和酒戒了，听到了吗？

张军：知道了，李医生，那二级预防呢？

李医生：二级预防是通过产前筛查和产前诊断识别胎儿的先天缺陷，早期发现，早期干预，降低出生缺陷的发生率。

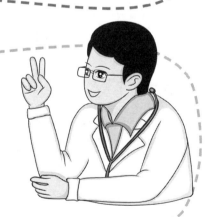

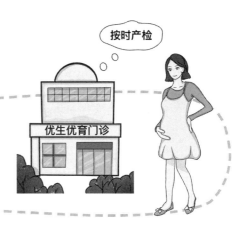

王英：看来按时做产检很重要。那三级预防呢？

李医生：是的。三级预防就是宝宝出生72小时内对出生缺陷相关疾病进行筛查，早期诊断，及时治疗，避免或减轻疾病致残程度，提高患儿生活质量。

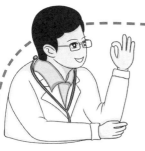

目前新生儿疾病筛查包括遗传代谢病筛查、听力筛查、先天性心脏病筛查等。遗传代谢病筛查只需要宝宝几滴血就能一次检测几十种疾病。如先天性甲状腺功能减低症、苯丙酮尿症等遗传代谢病，在症状出现前诊断并治疗，可有效改善孩子生长发育、避免智力发育障碍的发生。

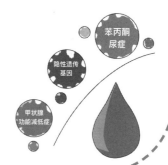

张军／王英：看来，孕育一个健康的宝宝可不是件容易的事儿。

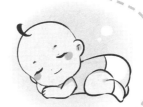

神经管畸形，又称神经管缺陷，是发生在胎儿时期的一种先天性畸形疾病。我国神经管畸形的平均发病率为 1.295/1 000。胎儿神经管畸形主要表现为无脑儿、脑积水、脑膨出、脑脊膜膨出、脊柱裂等。妊娠 18~24 周进行 B 型超声筛查，能检出部分常见的胎儿畸形。

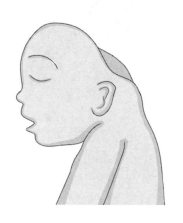

无脑儿

无脑儿是神经管畸形中最严重的一种类型。女胎比男胎多 4 倍。无脑儿由于缺少颅盖骨，眼球突出呈"蛙样"面容，颈项短，无大脑，仅见颅底或颅底部分脑组织，不可能存活。

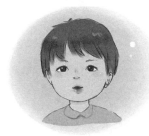

正常宝宝

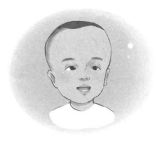

脑积水宝宝

脑积水

脑积水是脑脊液过多（500~3 000ml）地蓄积于脑室系统，致使脑室系统扩张和压力升高，常常会压迫正常脑组织。严重的脑积水在妊娠 20 周后易被 B 型超声检查发现，应建议引产。

脊柱裂

　　脊柱裂属于脊椎管部分未完全闭合的状态，也是神经管畸形中最常见的一种类型。脊柱裂有三种：第一种，脊椎管缺损，也称之为隐形脊柱裂，多位于腰骶部，无神经系统症状；第二种，两个脊椎骨缺损，表面可见皮肤包着的囊，囊大时可含有脊膜、脊髓和神经，多有神经系统症状；第三种，神经管缺失。隐形脊柱裂在产前B型超声检查中很难发现，而显性脊柱裂发现的最佳时机是妊娠18～20周。无症状的隐形脊柱裂无须治疗，可定期检查。部分显性脊柱裂可通过手术治疗改善预后，需到专科进行治疗。

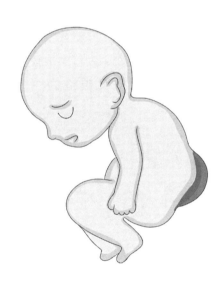

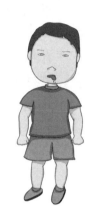

张军 / 王英：医生，我家堂姐的儿子智力低下，长相也奇怪，眼距宽、鼻梁扁平，还有通贯掌，快 10 岁了身高却只有 4~5 岁孩子那么高，还有先天性心脏病。请问这是什么原因导致的呢？

李医生：根据症状描述这应该是唐氏综合征，也叫先天愚型，是一种最常见的染色体疾病。正常人体有 23 对染色体，唐氏综合征患者的第 21 号染色体多了 1 条，变成 3 条。因此，唐氏综合征又被称为"21- 三体综合征"。

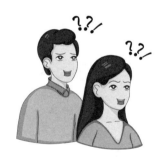

张军 / 王英：那这个病是可以预防的吗？

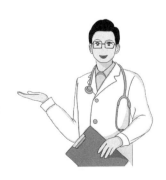

李医生：别担心，目前，有很多筛查方法能帮助我们识别哪些孕妈妈存在生育"唐宝宝"的风险。唐氏综合征是产前筛查的重点，目前孕早期可通过 B 型超声测量胎儿颈项透明层厚度，联合血清学筛查，孕中期可通过血清学筛查及外周血无创性产前筛查。如果筛查发现风险就需进行进一步侵入性的产前诊断。一经确诊，建议终止妊娠。

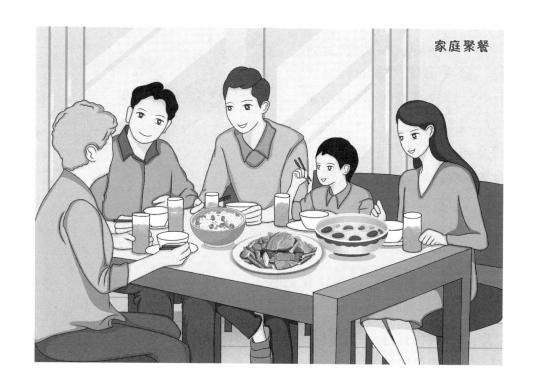

家庭聚餐

王阿姨：小军啊，听说你们准备要小宝宝，你们夫妻二人有去医院做过地中海贫血筛查吗？

张军／王英：没有，什么是地中海贫血？我们都不是很了解呢。

地中海贫血是一种遗传性溶血性贫血疾病，是由于人体红细胞中血红蛋白的生成发生障碍而引起的一种贫血性疾病。地中海贫血主要包括 α 地中海贫血和 β 地中海贫血，重型 α 地中海贫血胎儿孕晚期可以出现严重水肿，甚至胎死宫内。怀有重型 α 地中海贫血胎儿的母亲也会出现全身水肿，重者出现严重的肺水肿甚至可能有生命危险；重型 β 地中海贫血胎儿在出生时没有症状，但出生后几个月不治疗就会出现明显贫血表现，如面色苍白、喂养困难、生长发育缓慢，

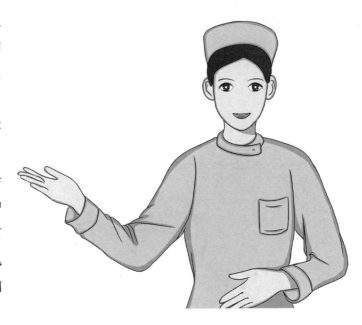

并逐渐出现肝脏、脾脏肿大，需要长期反复输血才能维持生命。

张军 / 王英：这个地中海贫血好严重呀，但我们家没有人患这种疾病，我们应该不可能会生这样的宝宝吧？

地中海贫血是一种常染色体隐性遗传性疾病，静止型及轻型携带者往往没有症状，不影响正常生活，所以容易被大家忽视。但如果父母为同型的轻型携带者就会有生育地中海贫血患儿的风险。地中海贫血在长江以南流域，以广西、广东、海南、云南等地人群携带率最高，湖南也不少见。这些地区计划怀孕的夫妇双方，应主动进行地中海贫血筛查，若筛查结果提示为可疑，应进行基因检测确诊。

张军：我们就住在湖南，属于高发地区了。老婆，为了我们的下一代，赶紧预约一个专家号，我们也做个筛查看看。

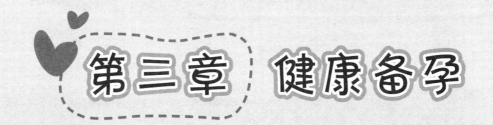

第三章 健康备孕

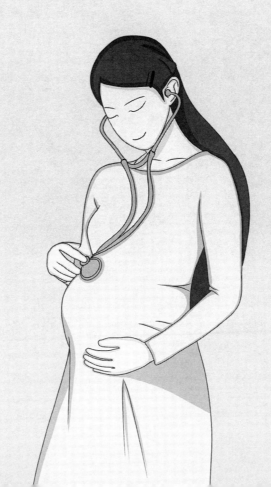

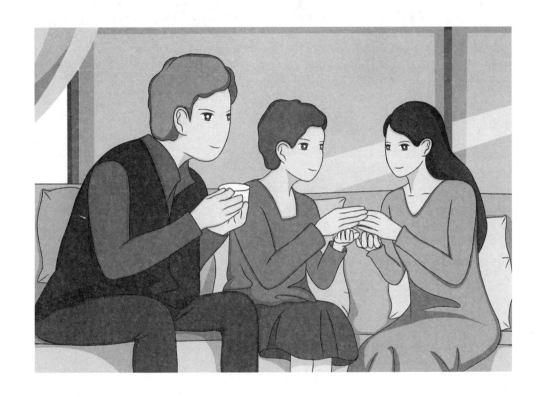

王英妈妈：听说隔壁小李昨天去医院检查发现流产了。

王英父亲：小英，你跟张军不是也准备要小孩了吗？你们也要为有计划地怀孕做一些准备啊。

王英：爸爸妈妈，你们放心。我们已经咨询过优生优育门诊的医生，会有计划地怀孕。

【李医生科普时间】

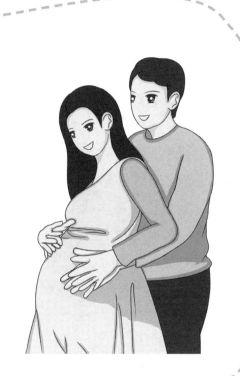

怀孕前应该进行有计划的备孕。我们在人生的各个阶段，从上学、工作到结婚，都是有准备的，但对生育这么重要的一件事情却往往准备不足。许多准爸爸妈妈没有计划怀孕，而是等到怀孕之后才去医院咨询。这样，一些本该在孕前就可以预防的疾病，却不得不因为这些疾病在怀孕后终止妊娠。那我来讲一讲计划怀孕的好处：

1. 降低出生缺陷的发生率。

2. 降低妊娠期并发症的发生率。

3. 降低不良妊娠结局的发生率。

计划怀孕，不仅是对自己和未来的宝宝负责，也是对工作、对社会负责。

张军母亲：你们两个结婚这么久了，刚开始还挺积极的备孕，后面怎么没动静了，打算什么时候要孩子啊？

张军：妈，我们俩后续因为工作岗位调动的原因，备孕计划只能暂时搁置了。

王英：妈，我和小军两个人现在工作很忙的，没时间啊。您放心吧，我们都还年轻，等过几年事业有起色了，我们会考虑的。

张军父亲：还年轻呢，我像你这么大的时候孩子都上幼儿园了。再不着急，你们都快错过最佳生育年龄了。

王英：现在我们年轻人要孩子都要得晚，根本没听说过什么最佳生育年龄。

张军母亲：不信，你自己去问一下医生，看看医生怎么说。

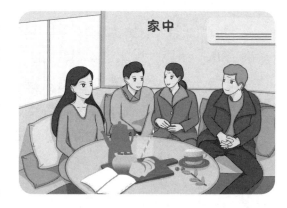

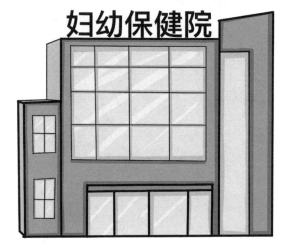

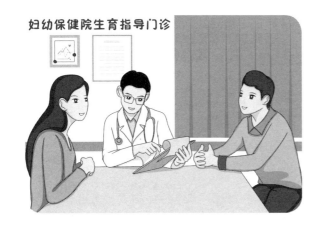

妇幼保健院生育指导门诊

李医生：最佳生育年龄男性为 25~35 周岁，女性为 22~30 周岁。

张军：那我都 35 岁了，老婆您也 28 岁了，我们可得抓紧了。

【李医生科普时间】

男性 25~35 周岁，精子质量在这一时期达到高峰。40~55 岁时，睾丸功能开始衰退，精子的数量和质量都得不到保证；女性 20~30 周岁是生育功能最旺盛的时期，超过 35 岁时，卵子中染色体畸变增多，出生缺陷发生率明显增加，并且年龄越大，风险越高。

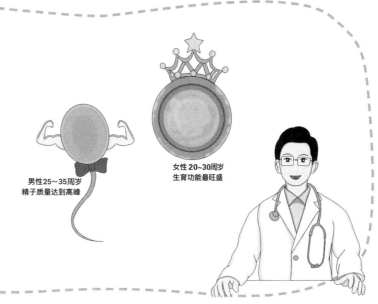

男性25~35周岁
精子质量达到高峰

女性 20~30周岁
生育功能最旺盛

张军和王英逛街时看到了一个可爱的小宝宝。

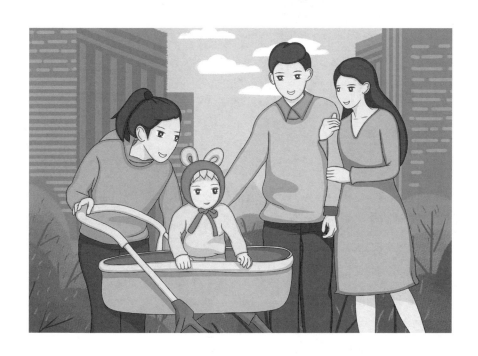

张军：老婆，你看这宝宝多可爱，我们也快点生一个吧。

路人：你们去做孕前优生健康检查了吗？

张军和王英：孕前优生健康检查？

【李医生科普时间】

孕前优生健康检查除了常规检查项目外，还有优生优育检查！准备怀孕的夫妇在怀孕前 3~6 个月，由专业技术人员从环境、心理、生物学的角度，对计划怀孕夫妇双方的健康状况、家族史、生活方式和行为等各方面进行综合评估，发现夫妇自身和周围环境中存在可能导致流产、早产、死产、低出生体重儿、

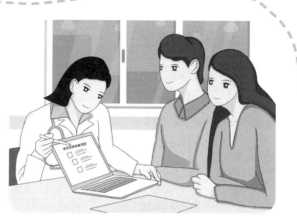

出生缺陷等不良妊娠结局的风险因素，从而提供个性化的咨询和健康指导服务，为宝宝提供一个最佳的发育环境。

生育指导门诊

张军：李医生，孕前优生健康检查包括哪些项目？

李医生：国家免费孕前优生健康检查基本服务项目包括：

1.优生健康教育。

2.病史询问（了解孕育史、疾病史、家族史、用药情况、生活习惯、饮食营养、环境危险因素等）。

3.体格检查：常规检查（包括身高、体重、血压、心率、甲状腺触诊、心肺听诊、肝

脏及脾脏触诊、四肢及脊柱检查等）、女性生殖系统检查、男性生殖系统检查。

4.实验室检查9项

（1）阴道分泌物：白带常规检查、淋球菌检测、沙眼衣原体检测。

（2）血液常规检验（血红蛋白、红细胞、白细胞、血小板等）。

（3）尿液常规检验。

（4）血型（包括ABO血型和Rh阳/阴性）。

（5）血清葡萄糖测定。

（6）肝功能检测。

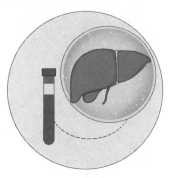

肝功能检测

（7）乙肝两对半检测。

（8）肾功能检测。

（9）甲状腺功能检测。

5.病毒筛查4项：①梅毒螺旋体筛查；②风疹病毒IgG抗体测定；③巨细胞病毒IgM抗体和IgG抗体测定；④弓形体IgM和IgG抗体测定。

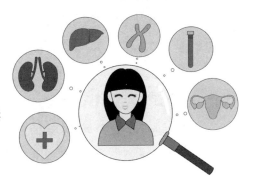

6.影像1项：妇科超声常规检查。

7.风险评估和咨询指导。

8.早孕和妊娠结局追踪随访。

张军：那进行孕前优生健康检查有什么要注意的吗？

李医生：体检当天应空腹。女性在检查子宫附件的B型超声时需要憋尿。另外，检查前，注意作息规律，避免熬夜以及情绪波动。

张军/王英：谢谢医生！

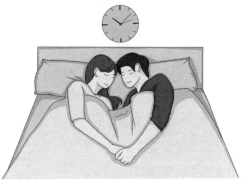

作息规律 避免熬夜

【李医生科普时间】

　　孕前优生健康检查能帮助备孕夫妻了解自己的身体状况，做到心中有数；排除不适宜怀孕的重大疾病及感染性疾病；排除怀孕的危险因素；找出面临的问题和高危因素，与家人和医生商讨生育计划；针对性地接受孕前健康指导，比如增补叶酸、调整膳食、适当运动、注意安全用药、进行心理调节等；可以帮助备孕夫妇改掉不良生活习惯，开始健康的生活方式；从各方面着手，创造最佳的孕育条件。为了保证下一代的健康，孕前优生健康检查必须要做！

叶酸片
每天服用 0.4~0.8 mg

增补叶酸

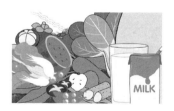

合理膳食

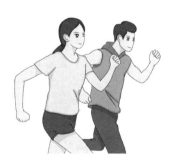

适当运动

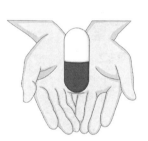

安全用药

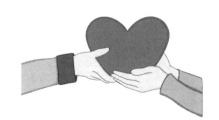

心理调节

王英在医院妇产科做检查，前一位是流产术后来复查和咨询下次的怀孕时机的患者。

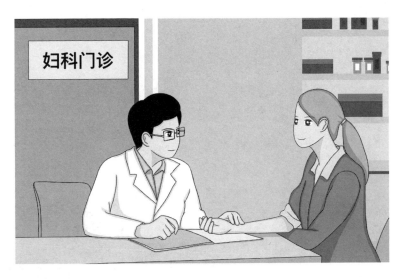

患者：医生，我什么时候可以再次怀孕啊？

李医生：您上个礼拜才流产，流产后如果很快再次怀孕，受精卵在还没恢复好的子宫内膜上再次着床，很容易发生自然流产，所以您不要心急。一般来说，建议流产后3~6个月再怀孕会比较好。

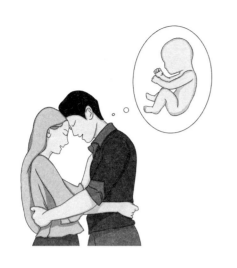

很多准爸爸、准妈妈们在发生流产后很着急，想快点再次怀孕，但是心急吃不了热豆腐，没有充足的准备，怀孕对宝宝和妈妈的伤害都非常大。特殊情况下的怀孕时机十分重要。

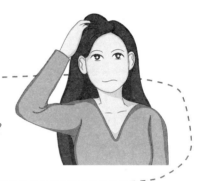

王英：李医生，停了避孕药之后多久可以怀孕啊？

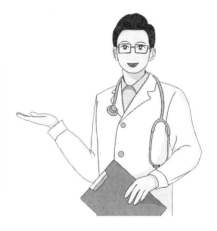

李医生：女性服用过避孕药后，如果要准备怀孕需咨询医生。若是短效口服避孕药，停药2个月后就可以怀孕；若是长效避孕药，计划怀孕时间宜在停服避孕药后6个月以上。

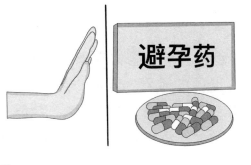

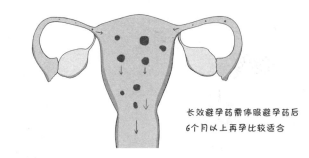

长效避孕药需停服避孕药后
6个月以上再孕比较适合

 【李医生科普时间】

　　对于剖宫产术后的妈妈们来说，也需要特别注意再次怀孕的时机。剖宫产手术后的 10~12 天，子宫的瘢痕开始肌肉化，术后 1 年平滑肌细胞增多，术后 2~3 年为瘢痕愈合的最佳时期。术后 3 年子宫瘢痕处肌肉开始退化，瘢痕组织失去弹性，子宫破裂的可能性增大，3~7 年厚度达到平台期，7~9 年子宫下段厚度已经有变薄的趋势。根据以上剖宫产术后瘢痕愈合的规律，临床上普遍认为：剖宫产术 2 年后开始妊娠是较安全的。

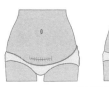

剖宫产

术后10~12天

术后1年

术后2~3年

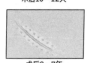

术后3~7年

术后7~9年

术后10年以上

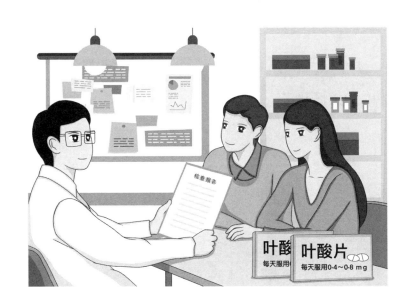

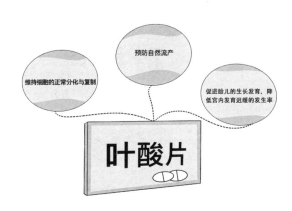

李医生：恭喜你们，你们的孕前优生健康检查指标都是合格的。从现在开始你们要补充叶酸了。

王英：为什么要补充叶酸啊？

李医生：服用叶酸可以预防胎儿神经管发育畸形。一般发生神经管畸形的宝宝多数不能存活，少数出生后的宝宝可以存活但存活时间较短。

张军：那什么时候要开始补充叶酸啊？

39

李医生：准妈妈们怀孕后的 2 个月内是胎儿神经系统发育的关键时期，这个时候如果叶酸缺乏，神经管畸形发生的危险性就会大大增加。但实际上，很多准妈妈知道自己怀孕是在怀孕 30 多天后，而这个时候再增补叶酸，已经错过了预防神经管畸形的关键时期。所以，一般建议增补叶酸的时机是怀孕前 3 个月至孕期 3 个月。

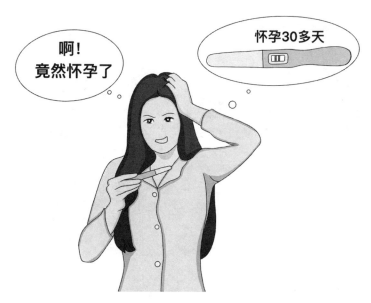

王英：原来及时补充叶酸这么重要呢，那么我应该吃多少呢？

李医生：常规每日补充叶酸 0.4 mg，但是风险评估是高危的，每日补充 0.8 mg。在我们正常的饮食中，像绿色蔬菜、新鲜水果、动物食品及谷物类等食物中的叶酸含量都是比较丰富的。

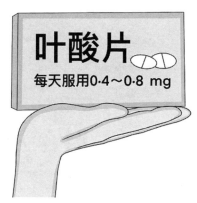

朋友来家中做客，一起喝下午茶。

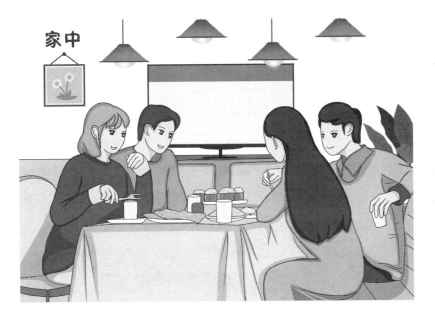

家中

友人夫妇：你们什么时候准备要二胎啊？

王英：现在在备孕中。

友人夫妇：你们可得抓紧了，说实话你现在年龄也不小了，也算是高龄产妇了，虽然生过一胎，但怀孕是大事，最好去医院咨询一下，了解一下注意事项。

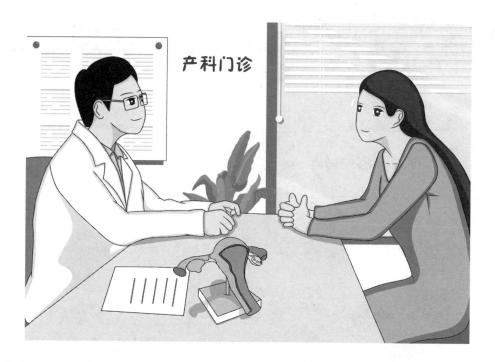

产科门诊

王英：您好，我今年 35 岁了，准备要二宝，所以想来咨询一下。

李医生：您现在已经属于高龄备孕了，备孕过程中应当注意以下方面。

首先，我们需要详细了解您的既往病史、月经史、生育史、家族史、用药情况、工作环境、生活环境、家庭关系等，尤其要了解您的家族有没有特殊的遗传性疾病史，我会就有关优生问题以及遗传性疾病等问题，有针对性地进行解答，以此来帮助你们选择对策。其次，还可以进行心理评估、心理疏导，让您以最轻松愉悦的心情备孕。

最后，还需要根据个体的具体情况进行一些特殊的准备和针对性检查。比如高龄且月经不正常的需要做生育能力评估；有不良的孕育史，如自然流产、死胎死产、出生缺陷儿生育史等，必须在孕前找到原因，进行有针对性的预防和治疗。

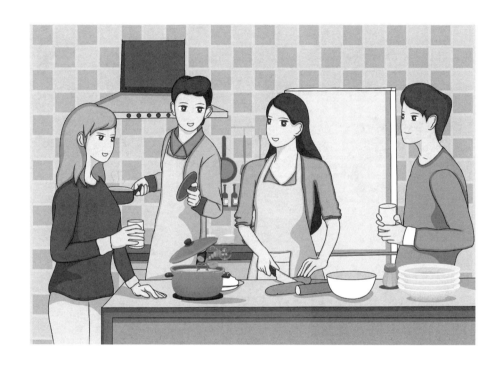

友人夫妇：你这段时间饮食特别注意营养，是不是打算添小宝宝了？

王英：是的，我还专门做了功课，咨询了医生呢。

友人夫妇：只有你注意还不够，你家张军也要知道相关注意事项，这样才能提高受孕概率啊。

王英：是吗？那我们俩再去医院咨询一下。

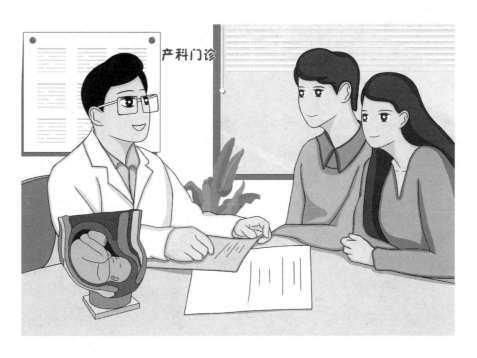

张军：医生，我们俩在备孕中。听朋友讲，我的一些行为生活方式也会影响到受孕，是这样吗？

李医生：是的，备孕中男方要注意以下几点。

（1）戒烟戒酒。从怀孕前的 3 个月就要开始戒酒，酒精是致畸物，男性摄入酒精后会使精子形态发生变化，精子就像个小蝌蚪一样，是有活动性的，如果饮酒的话会使"小蝌蚪"的活动力降低。而大量饮酒后，精液中有 70% 的精子发育不好，如果女方怀孕，可能会增加流产、出生缺陷等不良妊娠结局的发生率。

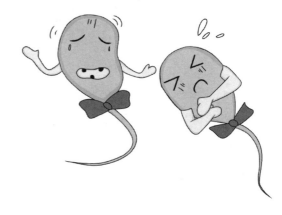

另外，香烟在燃烧时产生的烟雾中，含有 750 多种对人体有害的物质。男性长期吸烟还会影响"小蝌蚪"的质量，使其活动力下降，染色体畸变率增加。而孕妇逗留于烟雾缭绕的环境中，有害物质会进入孕妇体内，通过胎盘进入胎儿的体内，影响胎儿的发育。

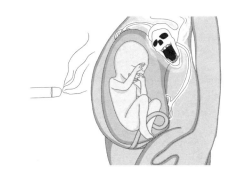

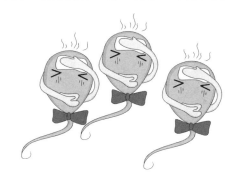

　　（2）建议不要洗桑拿浴。桑拿浴过高的温度极不利于精子的生长，不但影响女性受孕，还会增加宝宝发生出生缺陷的危险。

　　（3）进行孕前优生检查。备孕时，男性检查项目包括：①精液检查，通过精液检查，可以对精子数量、成活率、活动力等多方面进行综合分析，查出不育原因；②前列腺液检查，检查前列腺是否发生病变，是否改变精液的理化性质，降低精子活力。

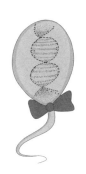

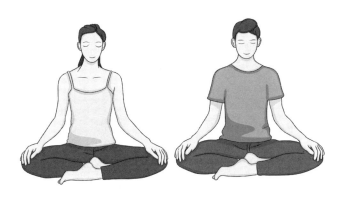

　　（4）保持良好的心态：适当地锻炼身体，不要过分紧张，顺其自然，保持心情愉悦很重要。

王英：医生，我正在备孕，可是最近外阴有些瘙痒，是怎么回事啊？

李医生：那要行妇科检查，看是否有生殖道感染。

王英：医生，那我们应该如何预防生殖道感染呢？

李医生：首先，要养成良好的卫生习惯，注意外阴卫生，清洁外阴；不与他人共用浴盆、浴巾；避免共用不洁马桶；内衣裤分开洗、勤换洗，在阳光下晒干；使用清洁的经期卫生用品。其次，适当的运动、均衡的饮食、规律的作息时间，可有助于增强体质，抵抗疾病。如果有不舒服，要及时来医院检查。

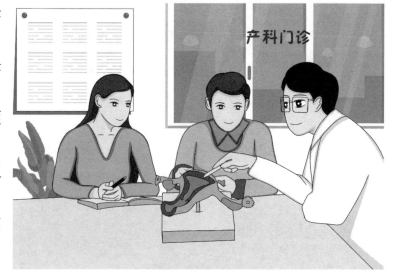

张军：大夫说的这些你记住了吗？

王英：我已经记下了。

【李医生科普时间】

其实备孕期不仅女性要注意预防生殖道感染，男性同样也要注意，不然也会影响受孕概率。如果夫妻双方有任何一方有生殖道感染，要先治好再怀孕，以防药物对宝宝生长发育造成影响。

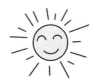

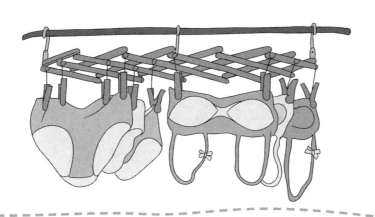

王英感觉自己最近抵抗力降低，害怕自己怀孕后感冒对宝宝生长发育造成影响，于是和丈夫商量去医院注射疫苗，但不知道备孕期间是否可以注射相关疫苗，于是前往医院咨询。

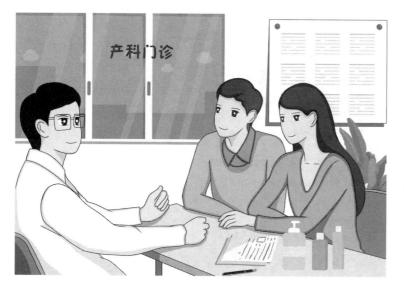

产科门诊

王英：医生，我最近在备孕，但是感觉自己免疫力降低了，现在这个情况可以注射疫苗吗？

李医生：可以的。

张军：那是不是所有的疫苗都可以接种呢？

李医生：并不是的，要根据自己的情况进行接种，不是每种疫苗都需要备孕期间接种的。建议怀孕前接种：甲肝疫苗、乙肝疫苗、水痘疫苗、流感疫苗、风疹疫苗等。

张军：这些疫苗都是预防什么的？您可以详细地给我们介绍一下吗？

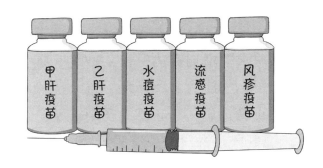

【李医生科普时间】

风疹疫苗接种后要避孕 1~3 个月再计划怀孕。注射一次风疹疫苗便可获得数十年甚至终生的免疫效果，所以建议孕前注射。

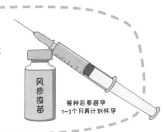

孕妇在孕早期感染水痘可导致胎儿畸形、胎儿先天性水痘、新生儿水痘；在孕晚期感染水痘可导致孕妇患严重的肺炎。应在孕前 3 个月注射水痘疫苗。

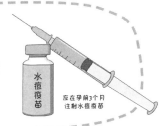

甲肝病毒可通过饮食或水源传播，女性在妊娠期由于营养需求的增加和内分泌的改变，加重了肝脏的负担，因此，抵抗病毒的能力有所减弱，极易受到感染。灭活的疫苗接种 2 针，间隔 6 个月，应至少在孕前 9 个月进行。注射后，几乎可达到 100% 的免疫力，并且有 20~30 年的免疫时效。

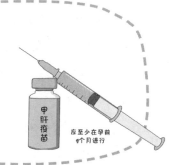

应至少在孕前9个月进行

准备怀孕的女性如果乙肝病毒阳性就有可能通过母婴传播将病毒传染给胎儿，最大的危害是孩子可能成为病毒携带者，所以建议怀孕前到医院做乙肝病毒检查，如果双方都是阴性，双方都要注射乙肝疫苗。如果女性是乙肝病毒携带者，就要在分娩后 24 小时内给婴儿注射乙肝免疫球蛋白和乙肝疫苗，生后 1 个月、6 个月时再各接种 1 次乙肝疫苗，这样就能最大限度地避免孩子成为乙肝病毒携带者。

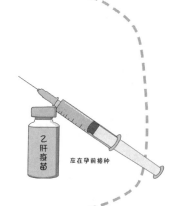

应在孕前接种

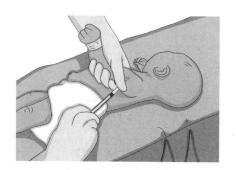

分娩后 24 小时内

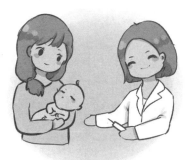

生后 1 个月

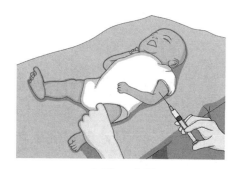

生后 6 个月

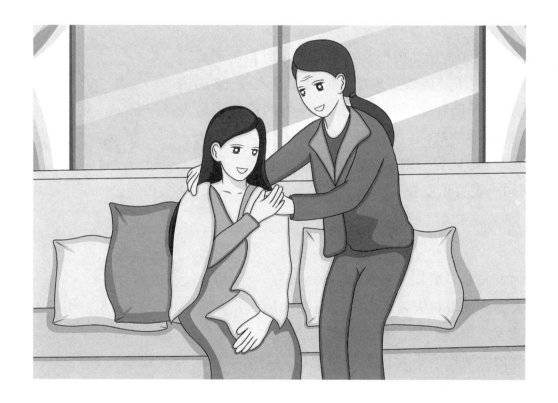

母亲：小英，最近天气多变，天冷的时候记得及时添件衣服，注意别着凉了。

王英：好的，我会注意的，不过妈妈您也别太紧张了，我们现在还只是备孕状态。

母亲：这个可不能马虎，吃的药也要十分注意，要经过医生同意后才能吃哦。

某些药物造成胎儿畸形在怀孕前 3 个月最为明显，因为胎儿的内脏、体表、头颅、四肢都是在孕 12 周内形成，如果胚胎在 1 周内受到某些药物的损害，易发生中枢神经系统缺陷，出现大脑发育不全、脑水肿、小脑畸形、脊柱裂、内脏畸形、肢体畸形等。因此，备孕期间一定要慎重使用药物。

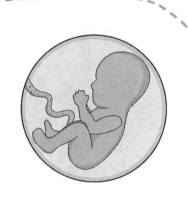

根据药物对胚胎及胎儿的不良影响，妊娠期用药的风险分为五类：

A 类：人类研究资料未发现孕期用药会增加胎儿异常的风险，胎儿损伤的可能性最小，如左甲状腺素片、补钾药物、维生素类属于此类。

B 类：动物生殖实验尚无证据证明此类药物对生殖能力或胎儿有害，如青霉素类、大环内酯类及头孢菌素类等属于此类。

C 类：动物生殖实验发现此类药物可致畸，如沙丁胺醇、齐多夫定、拉米夫定、β 受体阻滞剂和钙通道阻滞剂等多种降压药属于此类。

D 类：孕期使用此类药物可导致胎儿损伤，如糖皮质激素、硫唑嘌呤、苯妥英、卡马西平、丙戊酸钠等。

X 类：药物可导致胎儿损伤，孕妇或计划怀孕妇女禁用此类药物。

总之，在备孕前 3 个月和整个孕期需要用药的女性，要在医生的指导下使用。

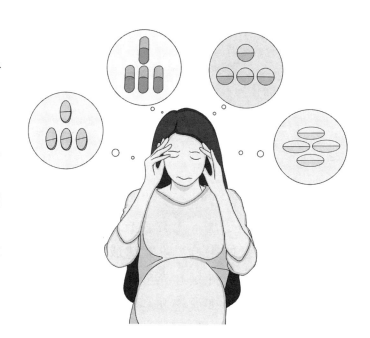

温馨提示

1. 妊娠期用药应有明确的指征和适应证。

2. 妊娠期应在医生指导下用药。

3. 妊娠期应注意合理用药。在满足治疗要求的原则下，减少联合用药、大剂量用药和长期用药。

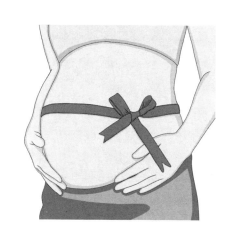

另外，在备孕期间，夫妻双方心理因素也是需要注意的，不要让自己的心理负担过重。生育过程需要通过神经内分泌的调节，而神经内分泌容易受到心理因素的影响，可能造成不孕、自然流产、胎儿发育异常等。因此，在怀孕前，必须要有计划并充分做好心理准备。既要重视怀孕，又不能有太大的心理负担。过度的心理放松和心理紧张都对怀孕不利。

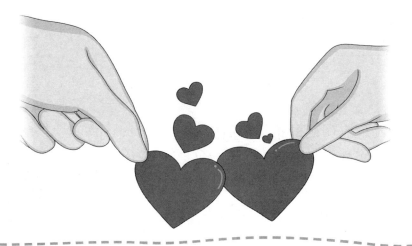